www.ingramcontent.com/pod-product-compliance
Lightning Source LLC
Chambersburg PA
CBHW070428290526
45791CB00005B/1887
* 9 7 8 1 0 7 5 4 9 8 0 1 5 *